子宫颈癌与HPV疫苗

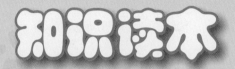

知识读本

乔友林 主 编

U0215068

浙江科学技术出版社

图书在版编目(CIP)数据

子宫颈癌与HPV疫苗知识读本/乔友林主编.—杭州:浙江科学技术出版社,2020.5

ISBN 978-7-5341-9005-6

Ⅰ.①子… Ⅱ.①乔… Ⅲ.①子宫颈疾病—癌—防治—问题解答 ②乳头状瘤病毒—疫苗—问题解答 Ⅳ.①R737.33-44

中国版本图书馆CIP数据核字(2020)第046906号

书　名	子宫颈癌与HPV疫苗知识读本	
主　编	乔友林	
出版发行	**浙江科学技术出版社**	
	杭州市体育场路347号　邮政编码:310006	
	编辑部电话:0571-85152719	
	销售部电话:0571-85062597	
	网址:www.zkpress.com	
	E-mail:zkpress@zkpress.com	
排　版	杭州万方图书有限公司	
印　刷	浙江新华数码印务有限公司	

开　本	787×1092　1/32	**印　张**	2.25	
字　数	39 000			
版　次	2020年5月第1版	**印　次**	2020年5月第1次印刷	
书　号	ISBN 978-7-5341-9005-6	**定　价**	19.80元	

策划组稿	詹　喜	**责任编辑**	胡　水　詹　喜
责任校对	张　宁	**责任美编**	金　晖
责任印务	叶文炀		

作者简介

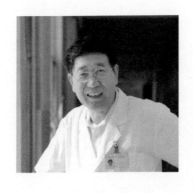

乔友林　中国医学科学院 / 北京协和医学院肿瘤医院肿瘤研究所肿瘤流行病学研究室研究员、博士生导师，郑州大学肿瘤医院特聘教授，享受国务院政府特殊津贴。兼任中国癌症基金会副秘书长、中华预防医学会肿瘤预防专委会副主任委员等，为世界卫生组织（WHO）全球消除子宫颈癌专家组成员。曾就读和工作于美国约翰·霍普金斯大学、美国国立卫生研究院国家癌症研究所。

　　长期从事肿瘤流行病学和人群防治研究，尤其在子宫颈癌的流行病学和探索适合发展中国家癌症筛查与预防方法的研究中做出了巨大贡献。已发表500多篇文章，其中SCI论文350余篇。SCI论文被引用12000多次，学术影响力指数高达54。连续5年（2014—2018）入选医学领域Elsevier中国高被引学者榜单。曾荣获法国"欧罗金"国际奖，美国"科尼留斯·克鲁士"奖、世界卫生组织/国际癌症研究署癌症研究杰出贡献奖、美国国家癌症研究所全球健康杰出贡献奖、第九届健康中国2016年度十大杰出人物奖、Pearline全球癌症研究人道主义科学家奖、北京协和医学院"教学名师"称号等。

前言

········

癌症带来的创伤是毁灭性的，杜绝癌症的发生，是每个社会成员、每个家庭所渴求的。某些癌症的发生源于可预防的细菌或病毒感染，如果能做到早预防、早发现、早诊断、早治疗，是有望得到消除的，例如子宫颈癌。

众所周知，女性一旦患子宫颈癌，对个人、家庭及社会的影响较大、危害较重。由于子宫颈癌高发年龄段是中青年，在此阶段患者的事业发展、家庭生活、对子女的抚育都将受到严重干扰与破坏，身心遭受巨大痛苦，这无疑令人十分惋惜。

为消除这一阴霾，世界卫生组织（WHO）总干事 Tedros Adhanom 博士在 2018 年日内瓦世界卫生大会上呼吁"全球采取行动，消除子宫颈癌"。世界卫生组织制定了"消除子宫颈癌"的目标，我国作为参与国之一，正在为之付出努力，积极持续地开展了多层级的预防、筛查、治疗等工作。

目前，子宫颈癌的防治已取得了突破性进展，展示了预防和控制该病的良好前景。20世纪70年代，通过聚合酶链式反应（PCR）等技术，人们从子宫颈癌样本内扩增出人乳头状瘤病毒（human papillomavirus，HPV）DNA，经过20多年的研究，逐渐证明HPV感染是导致子宫颈癌的主要病因。2008年，德国病毒学家Harald zur Hausen因证明HPV是导致子宫颈癌的罪魁祸首获得诺贝尔生理学或医学奖。随着HPV疫苗（即子宫颈癌预防性疫苗）的研发成功，HPV疫苗接种作为子宫颈癌的"一级预防"正在全世界推广，但距离达到理想的HPV疫苗覆盖率还有很长的一段路要走。世界卫生组织认为，如果要在一个世纪内实现消除子宫颈癌的目标，那么2030年应实现9～14岁的女孩接种HPV疫苗的覆盖率达到90%以上，35岁、45岁成年女性各接受一次有效的子宫颈癌筛查的覆盖率达到70%以上，90%确诊为子宫颈癌和癌前病变的女性可以得到有效的治疗与护理。近年来，我国子宫颈癌发病率和死亡率呈逐年上升趋势，发病人群更加年轻化，情况不容乐观。目前，我国小龄组女性（14岁以下）HPV疫苗接种率不足1%，只有提高HPV疫苗的可及性，呼吁适龄女性主动、按时接种HPV疫苗，才有望提升我国人群的疫苗覆盖率。

可喜的是，随着多种HPV疫苗在我国获批上市，越来越多的女性逐渐认识到子宫颈癌的危害，并进一步增强了自我保健意识。然而，何种疫苗更适合自己？什么时候接种疫苗最有效？应该去哪里接种

HPV疫苗？诸如此类问题困扰着千千万万的女性。

　　我编写这本《子宫颈癌与HPV疫苗知识读本》，旨在帮助广大女性认识子宫颈癌，主动预防子宫颈癌，并选择更适合自己、性价比更高的HPV疫苗。

　　本书主要介绍了子宫颈癌的危害、HPV和HPV感染、子宫颈癌的防治及HPV疫苗等知识，图文并茂、内容通俗易懂，可作为广大女性宫颈保健通识读本，也可供从事子宫颈癌防治和科普宣传工作的专业人士参考。由于时间仓促和资料有限，书中难免存在疏漏之处，敬请读者批评指正。

签名：余大林

2020年1月9日

目录

第一章 子宫颈癌的危害

子宫颈癌是威胁女性健康的严重疾病 ·················· 1

我国女性子宫颈癌的发病率与死亡率 ·················· 2

子宫颈癌发病的高危因素 ·················· 4

第二章 HPV 和 HPV 感染

HPV 是什么 ·················· 6

HPV 的型别与致癌性 ·················· 7

HPV 可导致的疾病 ·················· 8

HPV 与子宫颈癌的关系 ·················· 9

HPV 的传播途径 ·················· 11

感染 HPV 的症状 ·················· 12

HPV 感染在我国常见吗 ·················· 13

我国女性 HPV 感染的年龄特点 ……………………… 14

子宫颈癌患者 HPV 致病型别特点 ………………… 17

第三章　子宫颈癌的防治

世界卫生组织推荐的子宫颈癌预防措施 …………… 19

子宫颈癌防治与 HPV 疫苗 ……………………… 21

子宫颈癌防治与筛查策略 ………………………… 22

常用的子宫颈癌筛查方法 ………………………… 23

我国子宫颈癌的防治背景与特点 ………………… 25

"全球消除子宫颈癌"行动计划与策略 …………… 26

第四章　HPV 疫苗

HPV 疫苗的全球接种状况 ……………………… 30

国内已上市的 HPV 疫苗 ………………………… 30

各价 HPV 疫苗的预防型别 ……………………… 31

我国各年龄段女性适用疫苗的类型 ……………… 32

HPV 疫苗的安全性 ……………………………… 33

HPV 疫苗的保护效果 …………………………… 34

HPV 疫苗的接种方案 …………………………… 36

第五章　HPV 感染与 HPV 疫苗的知识问答

是不是只有性接触才会感染 HPV …………………… 38

感染了 HPV 就一定会导致子宫颈癌吗 ……………… 39

为什么要接种 HPV 疫苗 ……………………………… 39

接种 HPV 疫苗有年龄限制吗 ………………………… 41

为什么 HPV 疫苗越早接种越好 ……………………… 41

接种后常见不良反应有哪些 ………………………… 42

妊娠期女性可以接种吗? 接种过程中怀孕了怎么办…… 43

哺乳期女性可接种 HPV 疫苗吗 ……………………… 44

男性可以接种 HPV 疫苗吗 …………………………… 44

既往筛查显示 HPV 阳性, 可以接种疫苗吗 ………… 45

曾经有过子宫颈病变, 但已治愈, 还可以接种吗 …… 46

HPV 疫苗可以和其他疫苗一起接种吗 ……………… 46

哪些情况不适合接种 HPV 疫苗 ……………………… 47

接种 HPV 疫苗前需要进行 HPV 检测吗⋯⋯⋯⋯⋯47

哪里可以接种 HPV 疫苗⋯⋯⋯⋯⋯⋯⋯⋯48

双价、四价、九价 HPV 疫苗有何区别⋯⋯⋯⋯48

HPV 疫苗是不是价数越多越好⋯⋯⋯⋯⋯⋯49

已接种了双价或四价 HPV 疫苗，可以改打九价 HPV

疫苗吗⋯⋯⋯⋯⋯⋯⋯⋯⋯⋯⋯⋯⋯⋯49

HPV 疫苗的有效保护年限多长？需要补种吗⋯⋯⋯50

接种 HPV 疫苗就不会得子宫颈癌了吗⋯⋯⋯⋯50

HPV 疫苗可以治疗子宫颈病变吗⋯⋯⋯⋯⋯51

参考文献⋯⋯⋯⋯⋯⋯⋯⋯⋯⋯⋯⋯⋯⋯⋯53

第一章　子宫颈癌的危害

子宫颈癌是威胁女性健康的严重疾病

妇科恶性肿瘤主要包括三大肿瘤，即子宫颈癌、子宫内膜癌和卵巢癌，其中子宫颈癌的发病率最高。子宫颈癌是一种发生在子宫颈部的癌症，常见类型为子宫颈鳞癌（占70%～85%）和腺癌（占20%～25%）。

早期子宫颈癌通常没有任何症状和体征，即使子宫颈已经发生了癌变，女性也可能毫无察觉。很多女性都是在出现临床症状后才有所察觉，这些症状包括不规则阴道出血、阴道异常分泌物、性交痛、盆腔疼痛等。但到此时，患者病情往往已较重，治疗效果不理想，预后不佳。据报道，子宫颈癌Ⅲ期患者的5年生存率约为30%，Ⅳ期则在15%左右。

国际癌症研究署（IARC）于2018年9月发布的全球癌症统计数据显示，全球范围内子宫颈癌年新发病例约为57万人，死亡人数约31.1万人，子宫颈癌是女性特有癌症的第二大死亡原因。其中，超过85%的子宫颈癌患者来自发展中国家，这些国家具有疫苗覆盖率低、子宫颈癌筛查普及率较低、治疗可及性较差及卫生资源缺乏等特点。因此，这些国家的子宫颈癌防治任重而道远。

子宫颈癌是一种可防可治的癌症，呈现高发病率、高死亡率的现状，因此世界卫生组织建议各国将HPV疫苗纳入国家免疫规划，呼吁"全球采取行动，消除子宫颈癌"。为实现在本世纪消除子宫颈癌的最终目标，要求截至2030年，全球90%的女孩在9～14岁能够接种HPV疫苗，70%的妇女在35岁和45岁各接受一次高精度的子宫颈癌筛查，90%确诊为子宫颈癌的妇女可以得到有效的治疗与护理，最终让各国人民免受子宫颈癌的困扰。

90%

90%的女孩在9～14岁接种HPV疫苗

70%

70%的女性在35岁和45岁各接受一次高精度的子宫颈癌筛查

90%

90%确诊为子宫颈癌和癌前病变的女性可以得到有效的治疗与护理

2030年全球子宫颈癌控制目标

我国女性子宫颈癌的发病率与死亡率

子宫颈癌是我国女性生殖系统最常见的恶性肿瘤。2018年全球癌症统计数据显示，我国15～44岁女性中，子宫颈癌发病率已高居恶性肿瘤第三位，预估致死人数高居恶性肿瘤第二位。近年来，我国子宫颈癌的发病率和死亡率呈逐年上升趋势，预计在2018年我国子宫颈癌新发病例近11万人，死亡病例近5万人，即平均每5分钟就有1名女性被诊断为子宫颈癌，每11分钟至少有1名女性因子宫颈癌而失去生命。

在未来的几十年里，受人口老龄化加速、性观念和生活方式的改变等影响，女性子宫颈癌的防治刻不容缓，迫切需要建立适合我国国情的子宫颈癌防治体系（HPV疫苗接种和子宫颈癌筛查相结合的综合防治），从而有效降低子宫颈癌的疾病负担。

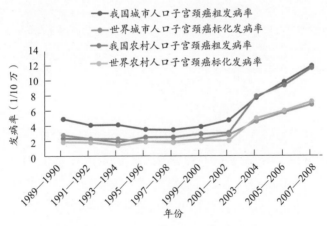

1989—2008年我国女性子宫颈癌发病率趋势

注：标化发病率为按照联合国发布的各年城乡人口比例调整计算得到的发病率。

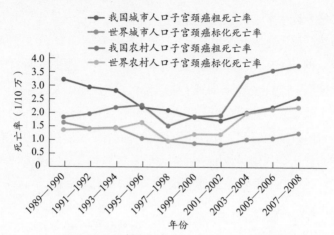

图例：
- 我国城市人口子宫颈癌粗死亡率
- 世界城市人口子宫颈癌标化死亡率
- 我国农村人口子宫颈癌粗死亡率
- 世界农村人口子宫颈癌标化死亡率

1989—2008 年我国女性子宫颈癌死亡率趋势

注：标化死亡率为按照联合国发布的各年城乡人口比例调整计算得到的死亡率。

子宫颈癌发病的高危因素

在子宫颈发生癌变的过程中，高危型 HPV 感染是最主要的危险因素，还存在其他危险因素协同作用，促使 HPV 感染持续存在并进展为子宫颈癌。

性生活过早、性伴侣过多或配偶性伴侣过多、多孕多产、阴道炎症等造成的阴道菌群失调、机体免疫功能低下（如感染 HIV、曾接受器官移植、患有免疫性疾病）等，均会导致机体更容易感染 HPV。

　　吸烟、饮酒、长期口服避孕药物、营养不良、个人卫生习惯较差及保健意识缺乏等，均会增加HPV的易感性。同时，HPV感染常合并其他生殖道病原体（如细菌、滴虫、单纯疱疹病毒、淋球菌、衣原体、支原体、真菌等），而这些病原体又将进一步增加生殖道对HPV的易感性。

　　除了HPV病毒感染，子宫颈癌还具有一定的遗传易感性，子宫颈癌患者的姐妹或女儿，其患病概率会比常人高2～3倍。此外，受教育程度较低、社会经济水平较低、不愿意主动接受子宫颈癌筛查等女性，罹患子宫颈癌的风险更高。

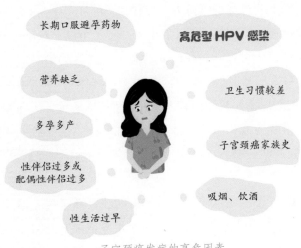

长期口服避孕药物

高危型HPV感染

营养缺乏

卫生习惯较差

多孕多产

子宫颈癌家族史

性伴侣过多或配偶性伴侣过多

吸烟、饮酒

性生活过早

子宫颈癌发病的高危因素

第二章 HPV 和 HPV 感染

HPV 是什么

HPV的全称为人乳头状瘤病毒，呈球形，是一种嗜上皮组织的双链环状DNA病毒，由病毒蛋白衣壳和核心单拷贝的病毒基因组DNA构成，单靠自身无

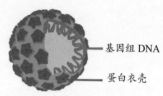

————基因组 DNA

————蛋白衣壳

HPV示意图

法进行繁殖，必须依赖活细胞，才能实现病毒的大量增殖。

HPV对外界的抵抗力相对较强：在pH为6～8的环境中比较稳定，在pH为5.0以下或者pH为9.0以上容易灭活；在干燥环境中可存活较长时间；温度为55～60℃时即发生变质，可采用高温（煮沸）消毒；辐射（X射线、γ射线或紫外线）均能以不同机制使其灭活；对酒精不敏感，但强酸、强碱、甲醛溶液等大部分消毒剂，都可以杀灭存活于体外的HPV。因此，被污染的衣物及物品常采用消毒剂浸泡或煮沸消毒处理。

HPV感染是世界范围内常见的性传播疾病之一，女性的子宫颈、阴道、外阴、肛门、手足等是常见的HPV感染部位。男性的阴茎、肛门等部位，也是HPV常见的藏匿点。

HPV 的型别与致癌性

到目前为止，已发现和鉴定的HPV有超过200种基因型，其中50多种与生殖道感染有关。不同型别的HPV致病能力并不相同。2012年，国际癌症研究署将HPV分为三组：第一组，人类致癌物；第二组，A类致癌物（很可能导致人类癌症的物质）和B类致癌物（可能导致人类癌症的物质）；第三组，对人类致癌性尚不能确定的物质。

HPV 的型别与致癌性

组别	类型	HPV 基因型
第一组	人类致癌物（1类）	HPV–16、HPV–18、HPV–31、HPV–33、HPV–35、HPV–39、HPV–45、HPV–51、HPV–52、HPV–56、HPV–58、HPV–59
第二组	很可能导致人类癌症的物质（2A类）	HPV–68
	可能导致人类癌症的物质（2B类）	HPV–26、HPV–30、HPV–34、HPV–53、HPV–66、HPV–67、HPV–69、HPV–70、HPV–73、HPV–82、HPV–85、HPV–97
第三组	对人类致癌性尚不能确定的物质（3类）	HPV–6、HPV–11

根据致癌性强弱，通常将 HPV 分为高危型和低危型。HPV-16、HPV-18、HPV-31、HPV-33、HPV-35、HPV-39、HPV-45、HPV-51、HPV-52、HPV-56、HPV-58、HPV-59 和 HPV-68 这 13 种高危型经确认具有致癌性，其中 HPV-16、HPV-18 感染可以引起我国女性大约 84.5% 的子宫颈鳞癌；低危型 HPV 常见如 HPV-6 和 HPV-11，可引起肛门-生殖器疣和复发性呼吸道乳头瘤样增生等疾病，但不会引起癌变。

HPV 可导致的疾病

流行病学调查提示，HPV 感染与多种疾病的发生相关。HPV 感染可导致的疾病主要包括生殖道相关疾病（子宫颈癌、阴道癌、阴茎癌、外阴癌、生殖器疣），口腔相关疾病（口腔鳞状细胞乳头状瘤、口腔鳞状细胞癌等）和肛门癌等。据报道，2020 年全球 1800 万新发癌症病例中，3.8% 与高危型 HPV 感染有关，引起约 57 万例子宫颈癌，2.9 万例肛门癌、1.8 万例阴茎癌、1.1 万例外阴癌、1.4 万例阴道癌、4.2 万例口咽癌、5900 例口腔癌和 4100 例喉癌。低危型 HPV 感染可引起生殖器疣、复发性呼吸道乳头状瘤病等良性病变。

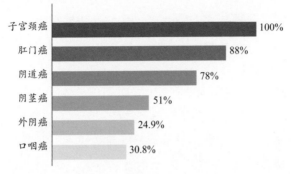

高危型 HPV 感染可引发的癌症

　　当然，在所有的相关疾病中，HPV 最广为人知的危害还是导致子宫颈癌。那么，HPV 到底是如何导致子宫颈癌的呢？感染了就一定会发病吗？

HPV 与子宫颈癌的关系

　　1842 年，意大利医生 Domenico Rigoni Stern 发现，结过婚的女性比处女和修女更容易患子宫颈癌，于是他推测子宫颈癌是一种和性生活有关的癌症。1974 年，德国医生 Harald zur Hausen 大胆推测并通过大量研究证实了 HPV 感染是子宫颈癌的病因，并因此获得了 2008 年诺贝尔生理学或医学奖。

　　尽管明确了 HPV 与子宫颈癌相关，但并非感染了 HPV

就一定会得子宫颈癌。事实上，大多数有性生活的女性曾感染HPV。有调查显示，80%的女性一生中都有感染HPV的风险，但绝大多数为一过性感染，可在6~24个月内被自身机体清除，清除率可达80%，只有少数人存在超过2年的持续性感染。只有持续感染高危型HPV，才可能导致子宫颈癌。研究表明，从HPV感染发展为子宫颈癌一般要经历四个阶段，即HPV感染→持续感染→子宫颈癌前病变→子宫颈癌，通常HPV持续感染经过10~20年的自然演化才发展为癌。

　　总之，从HPV感染发展到癌是一个渐进过程，其间需要几年或是十几年的时间，如果能够做到有效预防HPV的感染和定期筛查，则可以有效降低子宫颈癌的发生风险。

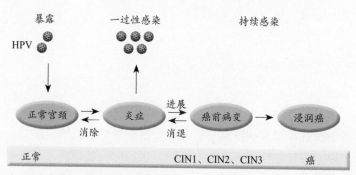

注：CIN指子宫颈鳞状上皮内瘤样病变；子宫颈低级别鳞状上皮内瘤样病变，即CIN1；高级别鳞状上皮内瘤样病变，即部分中度CIN（CIN2）和重度CIN（CIN3）。

子宫颈癌发生及演变过程

HPV 的传播途径

HPV感染在人群中普遍存在,性接触和皮肤黏膜的直接接触是HPV传播的主要途径,母婴传播等其他传播途径偶有报道。

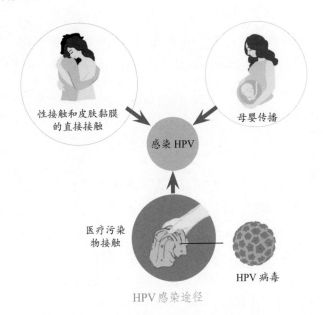

HPV感染途径

(1)性接触传播。是HPV感染的主要途径之一,同性或异性性行为中的黏膜接触均可造成感染。HPV可通过口交、肛交和阴道性交等方式传播,常见于有性生活的男女。正确使用避孕套能降低HPV的感染风险，但并不能提供完全保护，HPV仍可能感染避孕套覆盖不到的区域。如果没有良好的卫生习惯，也可能感染HPV。

（2）皮肤黏膜接触。例如，医源性感染，医务人员因防护不当或接触带有HPV的污染物（如外科手套、镊子以及感染者的衣物及生活用品等）造成自身感染或传播给其他人。

（3）母婴传播。感染HPV的女性即使没有任何症状，但由于生殖器内有病毒，也会通过产道导致新生儿出现病毒感染。

感染 HPV 的症状

对于绝大多数女性来说，大部分HPV感染是一过性的，并没有临床症状。只有持续的高危型HPV感染，才可能导致子宫颈癌前病变甚至子宫颈癌。但是患有免疫系统疾病或存在免疫缺陷的人群，包括HIV携带者、器官移植患者及红斑狼疮患者等容易感染HPV，且易造成持续的感染，从而引起癌前病变及子宫颈癌。

当HPV感染发展为子宫颈癌时，早期大多没有明显的症状，有些患者可出现白带增多，偶见性生活后少量出血，检查时可见子宫颈局部有糜烂样变化。当肿瘤逐步进展成为中晚期癌时，子宫颈表面可出现糜烂、组织损伤，甚至破溃感染。此时最常见的症状是白带增多、白带混血，月经过多，非月经期出血，其中性交后出血是最常见的临床表现，70%～80%的子宫颈癌患者会出现此症状。需要注意的是，出现上述症状并不能代表已患子宫颈癌，也可能是由其他因素造成的，但无论如何都应尽快前往医院检查确认。也有一些子宫颈癌在发生转移前完全没有症状，需要特别关注。

此外，子宫颈癌患者还可伴有性交痛、腰痛、下腹部不适等症状。当疾病进一步恶化，子宫颈肿瘤组织由于坏死和感染，阴道可能流出带有恶臭的、米汤样或血性白带，全身症状则可能出现食欲下降、消瘦、乏力等。

HPV 感染在我国常见吗

HPV 感染在我国女性中普遍存在，特别是性生活活跃的女性。有研究数据显示，我国普通女性人群 HPV 调整总体感染率是 13.4%，其中高危型 HPV 调整总体感染率为 10.94%。换言之，平均每 10 位女性就有 1 位感染了高危型 HPV。

子宫颈筛查还提示，存在子宫颈病变的人群，HPV 感染率远高于健康人群，且病变程度越严重，HPV 检出率越高。

约99.7%的子宫颈癌患者可检出HPV，且不论其地域情况，HPV–16和HPV–18都是最常见的致癌型别。

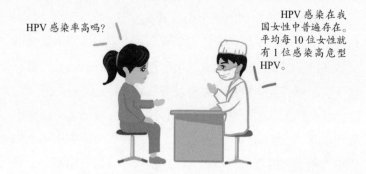

HPV 感染率高吗?

HPV 感染在我国女性中普遍存在。平均每 10 位女性就有 1 位感染高危型 HPV。

我国女性 HPV 感染的年龄特点

我国女性HPV感染率在年龄方面具有"低龄＋大龄"双峰曲线的特点。

第一个高峰出现在15～24岁的年轻女性。这可能与越来越多的年轻人的性观念改变有关，比如容易接受婚前性生活或者多个性伴侣。一项全国性流行病学研究结果显示，我国15～24岁女性发生初始性行为的平均年龄为17岁，这提示未成年女性是HPV潜在感染群体。一旦发生性行为，HPV

感染的可能性将快速上升，因此低龄女性的预防显得尤为重要。有研究报道，15～16岁有初始性行为者，其发生HPV感染的危险性是21岁及以上人群的2.55倍，而不足15岁即发生初次性行为者HPV感染，危险性是21岁及以上人群的3.32倍。

第二个高峰出现在40岁以上的大龄女性。这可能与HPV暴露机会增加、激素水平变化引起免疫功能衰退，导致HPV易感性增加及清除能力下降有关。有文献报道，40～49岁女性高危HPV感染率高达20%，说明大龄女性预防HPV感染也需得到高度重视。

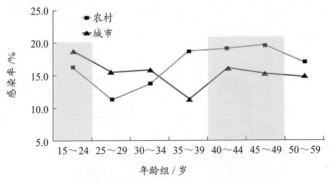

我国女性不同年龄组高危型 HPV 感染情况

与美国等发达国家HPV感染率随年龄增长而逐渐下降

不同，我国大龄女性感染率不降反升。我国城市地区女性HPV感染高峰出现在15～24岁及40～49岁，而在农村地区，35岁以后的女性感染率则一直维持在较高水平。

双峰现象提示我们，对HPV感染的防护需及早开始、持续一生。

从HPV感染到子宫颈癌发生需要数十年，发病多集中于成年女性，她们往往在家庭和工作中承担着重要的职责，一旦患子宫颈癌，对其个人、家庭及社会的影响较大，尤其是有生育需求的女性，即使癌症得到了治愈，仍将对其造成不可挽回的伤害。因此，加强子宫颈癌防控具有重要意义。

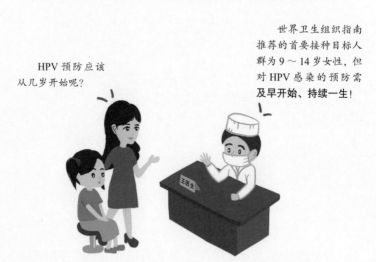

HPV 预防应该从几岁开始呢？

世界卫生组织指南推荐的首要接种目标人群为 9～14 岁女性，但对 HPV 感染的预防需及早开始、持续一生！

子宫颈癌患者HPV致病型别特点

现已明确的高危型HPV有13种，分别为HPV-16、HPV-18、HPV-31、HPV-33、HPV-35、HPV-39、HPV-45、HPV-51、HPV-52、HPV-56、HPV-58、HPV-59和HPV-68，且不同的高危型致癌力也不同。几乎100%的子宫颈癌是由高危型HPV持续感染引起的，在全球范围内，HPV-16和HPV-18是子宫颈癌最常见的致病型别，累计可导致约71%的子宫颈癌病例，其中子宫颈鳞癌和子宫颈腺癌是子宫颈癌中最常见的2种表现类型，可分别占子宫颈癌的70%～85%和20%～25%。与其他高危型HPV相比，HPV-16、HPV-18感染率较高。

在我国子宫颈鳞癌患者中，高危型HPV感染率为97.6%，其中HPV-16和HPV-18最常见，感染率约占84.5%，而HPV-31、HPV-52、HPV-58感染率分别为3.2%、2.2%和2.2%。子宫颈腺癌患者中高危型HPV感染率为74.5%，其中HPV-16和HPV-18的感染率分别为35.1%和30.6%。其他HPV型别如HPV-31、HPV-52、HPV-58也在我国子宫颈病变中起着一定的作用。

因此，我国女性需高度关注HPV-16、HPV-18等高危型感染，及时接种HPV疫苗、定期接受子宫颈筛查以保护子宫颈，守住健康。

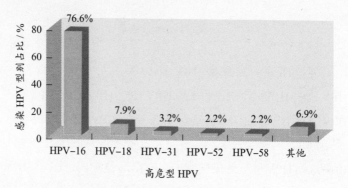

我国子宫颈鳞癌患者高危型 HPV 占比

第三章 子宫颈癌的防治

世界卫生组织推荐的子宫颈癌预防措施

世界卫生组织在2013年提出了子宫颈癌综合防控策略，主要包括：接种HPV疫苗、减少HPV感染、健康教育和建立安全性行为为主的一级预防，对癌前病变进行筛查、诊断和治疗的二级预防，以及对子宫颈癌进行治疗的三级预防。

一级预防	二级预防	三级预防
接种HPV疫苗、减少HPV感染、健康教育、建立安全性行为	对癌前病变进行筛查、诊断和治疗	对子宫颈癌进行治疗，包括手术切除、放射疗法、化学疗法

子宫颈癌的三级预防策略

1.一级预防

一级预防又称病因预防，主要是指排除导致子宫颈癌的高危因素，通过社会动员、健康教育和性卫生咨询等手段从根本上阻断、防止子宫颈癌的发生。主要措施如下：

（1）接种 HPV 疫苗，减少 HPV 感染。

（2）大众科普教育。加强青少年性卫生咨询与健康教育，重视婚前健康检查与指导等。

（3）培养良好生活习惯，均衡膳食，加强身体锻炼，提高机体免疫力。

2. 二级预防

二级预防是指对适龄女性进行子宫颈癌筛查，特别是对无症状、有子宫颈癌患病风险的女性进行筛查，并对筛查出的子宫颈癌前病变进行处理。具体措施如下：

（1）推荐 25 岁以上或者有 3 年以上性生活的女性参加定期体检与子宫颈癌筛查，通过细胞学及 HPV 检测、阴道镜检查、组织病理活检的"三阶段筛查"，做到早发现、早诊断。

（2）对已确诊的子宫颈癌前病变应积极治疗，根据不同级别采用不同的治疗方法，以阻断子宫颈癌的发生。

3. 三级预防

三级预防是指对已确诊的子宫颈癌应尽早进行治疗，即根据不同期别采取手术、放疗、化疗等手段进行个体化治疗。对于早期子宫颈癌，只要及时发现、积极治疗，5 年生存率可达 100%。

具体的筛查和治疗措施请咨询当地医务人员。

子宫颈癌防治与 HPV 疫苗

几乎100%的子宫颈癌是由高危型HPV感染所引起，预防高危型HPV感染能有效预防子宫颈癌的发生。

作为防控子宫颈癌的有力武器——HPV疫苗，迄今已在全球130多个国家和地区上市。

目前国外已上市的HPV疫苗有葛兰素史克公司（GSK）的双价疫苗"希瑞适®"Cervarix®，于2007年在英国和澳大利亚上市；默沙东公司（Merck）的四价疫苗"佳达修®"Gardasil®和九价疫苗"佳达修9®"Gardasil9®，分别于2006年、2014年在美国上市。上述疫苗分别于2016年、2017年和2018年在我国内地上市。

首个获批的国产双价HPV疫苗"馨可宁®"Cecolin®由厦门万泰沧海生物技术有限公司与厦门大学共同自主研发，于2019年12月在国内获批。

HPV疫苗的有效性、安全性及保护效果已被广泛证实。世界卫生组织建议，具备条件的国家应该引入HPV疫苗，并将其作为子宫颈癌防控策略的一部分。近10年来，越来越多的发达国家和地区引入HPV疫苗，并将其纳入国家免疫规划，从而使得HPV感染以及与子宫颈相关的疾病发生的风险大幅度降低。

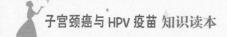
子宫颈癌防治与筛查策略

　　子宫颈癌是严重威胁我国女性健康的疾病，是我国沉重的医疗负担。发达国家的经验表明，通过大范围的HPV疫苗接种和规范的子宫颈癌筛查可以大大降低子宫颈癌的发病率。

　　根据我国发布的《子宫颈癌筛查及管理方案》，常规建议25～65岁的女性定期接受子宫颈癌筛查。

 25岁以下女性　　不筛查　　 子宫切除术后女性（因良性病变切除）

 25～29岁女性

每3年进行1次细胞学检查

30～64岁女性

每3年进行1次细胞学检查，每3～5年进行1次高危型HPV检测，也可每2年进行1次醋酸染色肉眼观察检查（VIA）

 65岁及以上女性

之前的筛查情况良好，则不推荐继续筛查

不同年龄女性子宫颈癌筛查管理方案

注：欲了解子宫颈癌筛查的详细方案和要求，请参看专业读本。

　　目前已上市的HPV疫苗均可以预防导致子宫颈癌的两个主要高危型感染（HPV-16和HPV-18），其中双价、四价HPV疫苗可以预防约84.5%的子宫颈鳞癌，且对HPV-16、HPV-18

之外的高危型具有一定程度的保护作用；九价HPV疫苗能预防约90％的子宫颈癌，目前尚不明确九价疫苗对非疫苗型HPV的交叉保护程度。需要注意的是，已上市的HPV疫苗中没有一种能覆盖全部的HPV致癌型，所以接种疫苗不能完全预防子宫颈癌的发生。

当然，即使接种疫苗前HPV检测结果呈阴性，也有可能存在当前HPV检测方法检测不出的隐匿型感染。

最后，还有极少数子宫颈癌与HPV感染无关，其HPV检测为阴性。

因此，接种了HPV疫苗的女性在达到筛查年龄后仍然需要定期进行子宫颈癌筛查，实现更加全面的子宫颈癌防护。

常用的子宫颈癌筛查方法

子宫颈癌的筛查方法包括子宫颈细胞学检查、肉眼筛查方法［醋酸染色法（VIA）与碘染色法（VILI）］和HPV检测技术。

（1）子宫颈细胞学检查主要包括两种制片技术，即传统的巴氏涂片（Pap smear）和液基薄层细胞学检查（TCT）。筛查的目的是发现可能的癌变，实际临床工作中也可观察到感染、炎症等非癌性病变或者已经癌变的细胞。

（2）肉眼筛查方法［醋酸染色法（VIA）与碘染色法（VILI）］

指将5%醋酸或5%卢戈氏碘溶液涂抹于子宫颈，在普通白炽灯光源下肉眼直接观察子宫颈上皮的染色反应。

（3）HPV检测通常是指高危型HPV检查（HR-HPV test），即检测子宫颈脱落细胞中是否存在高危型HPV的感染。HPV检测是继细胞学检查之后，广泛应用于临床的另一种子宫颈癌筛查技术。

常用子宫颈癌筛查方法简介

筛查方法		特点	示意图
细胞学检查	巴氏涂片（Pap smear）	存在一定的检测误差，但价格相对低廉，适于普查	
	液基薄层细胞学检查（TCT）	图片清晰，筛查阳性率高（细胞样本可同时用于HPV检查）	
肉眼筛查方法［醋酸染色法（VIA）与碘染色法（VILI）］		操作相对简单、结果快速可得、费用较低、灵敏度和特异度相对较低	
HPV检测（HR-HPV test）		能够发现受检者是否感染了相应的HPV型别	

我国子宫颈癌的防治背景与特点

　　子宫颈癌是我国女性生殖系统最常见的恶性肿瘤，根据国际癌症研究署预估，2018年我国子宫颈癌新发病例近11万人，死亡病例近5万人。子宫颈癌发病率和死亡率均位居女性生殖系统恶性肿瘤的第一位，并呈不断上升趋势。相对于城市女性而言，农村地区女性子宫颈癌的发生风险和死亡风险都更高。在过去的30年间，我国35岁以下年轻女性在子宫颈癌患者中所占比例逐年上升，子宫颈癌发病呈年轻化趋势。因此，对子宫颈癌的防治刻不容缓。

　　几乎所有的子宫颈癌都是由高危型HPV感染所致，因此阻断HPV感染是预防子宫颈癌最直接、最有效的手段。

　　对1995—2016年发表的关于我国普通女性（健康体检或筛查人群来源）HPV感染的文献进行系统综述，结果显示：我国普通女性人群HPV调整总感染率是13.40%，其中高危型HPV调整总感染率为10.94%；HPV感染率随年龄变化，具有两个感染高峰，即25岁以下组和41～45岁组，且感染对象具有"低龄+大龄"的双峰年龄特征。因此，我国开展子宫颈癌防治应"高低两头抓"。

1.越早接种越有益

　　现有的HPV疫苗是预防性疫苗，对未发生的感染预防效果显著，越早接种，尤其在首次性行为前接种越有益。在

HPV疫苗接种上，世界卫生组织推荐且多数国家确定9～14岁目标人群可采用2剂次的免疫程序，其免疫效果不劣于成人接种的3剂次。我国批准上市的首支国产HPV疫苗"馨可宁"即采用了上述程序。

2.尽早接种越有益

大龄女性存在高感染风险，也应尽早接种疫苗进行预防。

2009年全国妇联、卫生部提出对适龄女性进行"两癌筛查"（即乳腺癌和子宫颈癌）。2019年国家卫生健康委、国家发展改革委等10部门联合印发的《健康中国行动——癌症防治实施方案（2019—2022年）》指出，2022年"两癌"检查将覆盖全国80%的县，并强调应加强人乳头瘤病毒疫苗（HPV疫苗）接种的科学宣传，促进适龄人群接种，提高HPV疫苗可及性。这些都将极大地改变我国的子宫颈癌防治现状。

"全球消除子宫颈癌"行动

计划与策略

子宫颈癌是可防可治的癌症，第70届世界卫生大会通过了关于癌症等疾病在内的88项干预措施，有16项是最具有成本效益、最有效可行的，其中包括对9～14岁女孩接种HPV疫苗和对30～49岁女性进行子宫颈癌筛查。发达国家的经验已经证明，以人群为基础的、有组织性的子宫颈癌筛查和预防性HPV疫苗的接种，能使子宫颈相关疾病负担显著下降。2018年5月，世界卫生组织总干事Tedros Adhanom博士发出了"消除子宫颈癌"的全球行动呼吁，随后世界卫生组织子宫颈癌专家组提出了实现"消除"目标的若干指标。

为了响应这个行动，世界卫生组织督促各国领导人做出承诺并采取行动，制订各国子宫颈癌筛查方案。目前，国际上比较认可的子宫颈癌综合防治策略如下：

（1）年轻女性接种HPV疫苗。

（2）对成年女性进行子宫颈癌筛查，预防性治疗癌前病变。

（3）早期诊断和治疗子宫颈癌。

（4）疼痛管理与姑息治疗。

值得庆幸的是，子宫颈癌的综合防控目前在全世界范围内已经受到高度重视。世界卫生组织、联合国儿童基金会和联合国妇女委员会等多部门共同参与并发起了子宫颈癌的全球联合防治方案，其目的是进一步扩大子宫颈癌的预防、筛查和治疗范围，尤其是针对中低收入国家；同时，希望各国元首在2018年9月27日联合国大会中签署"消除或预防慢性非传染性疾病"协议并努力实施。其具体实施步骤是：

（1）各国须协调一致，克服当前HPV疫苗供应限制的困难，并通过市场手段使疫苗价格变得更实惠。

（2）提高筛查效力，加快检测速度，并简化结果交付手续，为子宫颈癌早期患者提供完整且负担得起的筛查和治疗。

（3）世界卫生组织须向会员提供技术援助和支持，提高他们在诊断、手术、放疗、化疗和姑息治疗等方面的协调和整合能力。

要在一个世纪内实现消除子宫颈癌的目标，须在2030年实现的阶段指标如下：

（1）9～14岁的女孩接种HPV疫苗的覆盖率达到90%以上。

（2）35岁和45岁成年女性各接受一次有效的子宫颈癌筛查的覆盖率要达到70%以上。

（3）90%确诊为子宫颈癌和癌前病变的女性可以得到有效的治疗与护理。

世界卫生组织倡导各国依据本国子宫颈癌防治的状况，制订合适的"消除"计划。我国作为子宫颈癌负担大国，将在实现全球子宫颈癌"消除"目标的进程中发挥举足轻重的作用。我国计划分三个重点阶段消除子宫颈癌的危害：

第一阶段：对9～14岁的女孩接种HPV疫苗，同时对青少年进行适当的健康教育，如针对不同的年龄和文化程度进行性教育、避孕药具的推广使用、戒烟、男性包皮环切术等。

第二阶段：对大于30岁的女性进行子宫颈癌筛查，如对高危型HPV进行快速检测，及时治疗或现场治疗等。

第三阶段：对所有需要的女性任何年龄的浸润性癌症进行治疗，如手术、放疗、化疗、姑息治疗等。同时，强调优化健康服务体系，推进健康文明的生活方式，提高个人健康意识，强化社会责任。

为实现"消除"目标，HPV疫苗和HPV检测方法作为消除子宫颈癌最有力的两大武器，应尽快在全球推广、应用。受经济状况、保健意识、HPV疫苗的价格与产能供应、检测成本等因素限制，实现"消除"目标还有很长一段路要走。积极推动高质量、低成本HPV疫苗及筛查产品的研发、验证和应用，满足全球中低资源地区的需求，是实现"消除"目标重要的一步。

第四章 HPV疫苗

HPV疫苗的全球接种状况

截至2020年1月，HPV疫苗已累计在130多个国家和地区获批使用，其中104个国家和地区将HPV疫苗纳入国家免疫计划。2019年统计数据显示，HPV疫苗全球累计接种已超过3亿剂次。

随着"消除子宫颈癌"行动计划的不断推进，HPV疫苗作为子宫颈癌防治最有力的武器之一，将得到更为广泛的推广与应用。

国内已上市的HPV疫苗

目前，双价HPV疫苗和四价HPV疫苗已在全球超过130个国家和地区注册上市。自2016年起，我国已先后批准3种进口HPV疫苗上市，它们分别为双价HPV疫苗、四价HPV疫苗和九价HPV疫苗。这3种已上市疫苗都是基于HPV病毒样颗粒（virus - like particle，VLP）为抗原的疫苗，具有较好的安全性、有效性。2019年12月，由我国厦门万泰沧海生物技术有限公司和厦门大学共同自主研发的首支国产双价

HPV疫苗已获批上市。这是继采用昆虫细胞介导的杆状病毒和酿酒酵母作为表达体系后，创新地采用人体自带菌群——大肠杆菌作为表达系统的疫苗，进一步保证了安全性、稳定性，可满足我国不同地区不同人群的要求。

我国上市的HPV疫苗概况

来源	疫苗类型	表达体系	获批时间
进口	双价 （HPV-16、HPV-18）	杆状病毒 （昆虫细胞内）	2016年
	四价 （HPV-16、HPV-18、 HPV-6、HPV-11）	酿酒酵母	2017年
	九价 （HPV-16、HPV-18、HPV-6、 HPV-11、HPV-31、HPV-33、 HPV-45、HPV-52、HPV-58）	酿酒酵母	2018年
国产	双价 （HPV-16、HPV-18）	大肠杆菌	2019年

各价HPV疫苗的预防型别

双价HPV疫苗可预防高危型HPV-16和HPV-18感染。四价HPV疫苗在双价HPV疫苗预防的基础上，增加了低危型HPV-6、HPV-11，而HPV-6、HPV-11与子宫颈癌无关，但会引起生殖器疣（国内临床试验尚未证实其对低危型HPV-6、HPV-11相关疾病的保护效果）。九价HPV疫苗在四价基础上增加了5种高危型HPV（HPV-31、HPV-33、HPV-45、HPV-52、HPV-58）。

HPV-16和HPV-18是我国女性子宫颈癌中最常见的致癌型别，根据我国权威的临床研究结果，双价和四价HPV疫苗对子宫颈癌的整体保护率均可达70%～84.5%。九价HPV疫苗覆盖的型别更多，其整体保护率约为90%。

世界卫生组织指出，现有证据表明，从公共卫生学角度来看，双价、四价和九价HPV疫苗在免疫原性、预防HPV-16和HPV-18相关子宫颈癌的效力和效果方面无差别。

我国各年龄段女性适用疫苗的类型

目前我国已上市的双价HPV疫苗适用对象为9～45岁女性，覆盖的年龄范围广，其中2019年12月获批的国产首支双价HPV疫苗说明书指出，9～14岁女孩可选择接种2剂次；四价、九价HPV疫苗的适用对象分别为20～45岁、16～26岁女性。

HPV疫苗国内适用年龄一览表

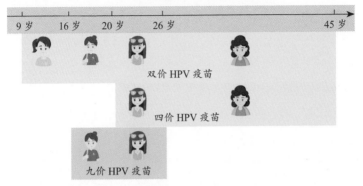

注：具体可参考上市疫苗说明书。

HPV疫苗的安全性

HPV疫苗是基因工程疫苗，不含病毒DNA，不具有感染性和致癌性，因此不会因为接种而造成HPV感染。

跟其他预防性疫苗一样，HPV疫苗安全性的评估，主要体现在接种疫苗后可能出现的相关不良反应事件上。据全球HPV疫苗上市后安全性监测数据，不良反应症状一般轻微且有自限性，罕见发生严重不良事件。HPV疫苗已在全球多个国家使用多年，世界卫生组织疫苗安全全球咨询委员会（GACVS）等权威机构通过对全球范围内监测数据的分析及评估，认为HPV疫苗具有非常好的安全性。

目前获悉的关于进口 HPV 疫苗在国内三期临床试验研究数据均显示，HPV 疫苗与大多数疫苗相同，接种后无论在接种局部或全身，都可能存在不同程度的不良反应：局部反应主要表现有疼痛、肿胀、硬结、红斑、瘙痒；最常见的全身反应有发热、头痛等（其他详见说明书），发生率与国外报道相接近。无论局部反应还是全身反应，大多数均可在短期内自行缓解或消失。

国产双价 HPV 疫苗上市前在全国多个中心开展的临床试验显示，与大多数疫苗类似，接种后主要局部不良反应为接种部位疼痛，全身不良反应为发热，且大多数均可在短期内自行缓解或消失，安全性良好（具体详见说明书）。

因此，无论进口还是国产的 HPV 疫苗都具有可靠的安全性。

HPV 疫苗的保护效果

针对双价、四价和九价三种 HPV 疫苗开展的大规模随机、双盲、安慰剂对照 Ⅱ/Ⅲ 期临床试验在多个国家和地区已经完成。自 2008 年以来，我国陆续开展了双价和四价 HPV 疫苗有效性临床试验，目前九价 HPV 疫苗国内有效性临床试验还在进行中。现将国内临床试验结果部分汇总如下：

已上市疫苗国内临床试验数据的部分汇总一览

疫苗来源	表达体系	试验组		对照组		保护率 %（95% 置信区间）
		纳入分析数	病例数	纳入分析数	病例数	
HPV-16、HPV-18 高度癌前病变（CIN2$^+$/VIN2$^+$/VaIN2$^+$）保护率						
国产双价	大肠杆菌	3277	0	3261	10	100.0（55.7, 100.0）
进口双价	杆状病毒	2523	1	2534	8	87.3（5.5, 99.7）
进口四价	酿酒酵母	1265	0	1237	7	100（32.3, 100.0）
HPV-16、HPV-18 等相关的 6 个月持续性感染						
国产双价	大肠杆菌	3211	1	3212	42	97.7（86.2, 99.9）
进口双价	杆状病毒	2483	2	2492	63	96.8（88.0, 99.6）
进口四价	酿酒酵母	1275	7	1245	28	75.9（43.5, 91.1）

注：表中进口四价 HPV 疫苗的 6 个月持续性感染来源于 HPV-6、HPV-11、HPV-16、HPV-18 四个型别的数据。

置信区间：是指样本统计量所构造的总体参数的估计区间，置信区间越宽，样本稳定性越差。

CIN2$^+$：指 2 级及以上子宫颈上皮内瘤样病变。

VIN2$^+$：指 2 级及以上外阴上皮内瘤样病变。

VaIN2$^+$：指 2 级及以上阴道上皮内瘤样病变。

数据来源：国产双价——馨可宁®（Cecolin®）国内产品说明书（2019 年 12 月）；进口双价——希瑞适®（Cervarix®）国内产品说明书（2018 年 7 月 2 日修订版）；进口四价——佳达修®（Gardasil®）国内产品说明书（2018 年 6 月 14 日修订版）。

此外，2017年世界卫生组织立场文件还指出双价和四价HPV疫苗存在交叉保护作用，能够对HPV-16、HPV-18之外的高危型提供一定程度的保护。目前尚不清楚九价HPV疫苗的交叉保护效果。

近10年来，某些发达国家和地区（如澳大利亚）因为实现了较高的HPV疫苗接种覆盖率，使得HPV感染以及子宫颈相关疾病的发生风险大幅度降低，同时在未接种疫苗的人群中也产生了一定的免疫保护效果。

总体上讲，HPV疫苗具有良好的安全性、较强的免疫原性，可以有效降低持续性HPV感染发生率和HPV相关临床疾病的患病风险。

HPV 疫苗的接种方案

为了确保获得最佳的免疫效果，应严格按照说明书的要求进行接种。根据我国已上市的4种HPV疫苗产品说明书整理的接种方案，详见适宜人群与接种程序一览表。

世界卫生组织认为，9～14岁未发生过性行为的女孩是接种HPV疫苗的首要目标人群。根据国内首个获批的国产双价疫苗临床试验结果，并参考2017年世界卫生组织《HPV疫苗立场文件》推荐，9～14岁女性可以选择采用0、6个月分别接种1剂次（间隔不小于5个月）的免疫程序，将取得不劣于成人接种3剂次的免疫效果。

已上市的HPV疫苗接种适宜人群与接种程序一览表

商品名	馨可宁® （Cecolin®）	希瑞适® （Cervarix®）	佳达修® （Gardasil®）	佳达修9® （Gardasil 9®）
厂家	厦门万泰沧海生物技术有限公司	葛兰素史克公司	默沙东公司	默沙东公司
价型	双价		四价	九价
覆盖HPV型别	HPV-16、HPV-18		HPV-16、HPV-18、HPV-6、HPV-11	HPV-16、HPV-18、HPV-6、HPV-11、HPV-31、HPV-33、HPV-45、HPV-52、HPV-58
接种人群	9～45岁女性		20～45岁女性	16～26岁女性
接种程序	9～14岁：2剂次（0、6个月）接种 15～45岁：3剂次（0、1、6个月）接种	3剂次（0、1、6个月）接种	3剂次（0、2、6个月）接种	

注：具体操作详见说明书。

第五章 HPV感染与HPV疫苗的知识问答

是不是只有性接触才会感染HPV

当然不是。除性接触传播外，皮肤黏膜接触传播、母婴传播等也是HPV传播的途径。

（1）性接触传播。是HPV感染的主要途径之一，同性或异性性行为中的黏膜接触均可造成感染。HPV可通过口交、肛交和阴道性交等方式传播，常见于有性生活的男女。正确使用避孕套能降低HPV的感染风险，但并不能提供完全保护，HPV仍可能感染避孕套覆盖不到的区域。如果没有良好的卫生习惯，也可能感染HPV。

（2）皮肤黏膜接触。例如，医源性感染，医务人员因防护不当或接触带有HPV的污染物（如外科手套、镊子以及感染者的衣物及生活用品等）造成自身感染或传播给其他人。

（3）母婴传播。感染HPV的女性即使没有任何症状，但由于生殖器内有病毒，也会通过产道导致新生儿出现病毒感染。

感染了 HPV 就一定会导致子宫颈癌吗

HPV 感染在人群中普遍
存在，但并非感染了 HPV 就
会导致子宫颈癌变。

感染了 HPV
就一定会导致子
宫颈癌吗?

HPV 共有 200 多种型别，
其中部分型别与恶性肿瘤关系密切，被称为高
危型 HPV（如 HPV-16、HPV-18）。有性生活
的女性一生中感染过一种 HPV 的可能性高达
40%～80%。但是超过 80% 的 HPV 感染 6～24 个
月内会自然清除，只有少数高危型 HPV 感染会
持续 2 年以上。在持续感染的人群中，少数会发展成子宫颈
癌前病变，进而发展成为子宫颈癌。

为什么要接种 HPV 疫苗

子宫颈癌是我国 15～44 岁女性中第三大高发的恶性
肿瘤，几乎所有的子宫颈癌均由高危型 HPV（如 HPV-16、
HPV-18）持续感染所致，预防高危型 HPV 感染便能有效预
防子宫颈癌的发生。

HPV 疫苗是全球首个批准能预防癌症的疫苗，目前已

经在130多个国家和地区上市使用。一项来自14个国家、6000多万人的疫苗使用数据研究发现，接种HPV疫苗后，HPV感染率出现大幅下降，其中HPV-16和HPV-18在13~19岁女孩子宫颈癌中的感染率下降了83%，在20~24岁女性中下降了66%。

因此，接种HPV疫苗可有效预防子宫颈癌，减少疾病的发生风险。世界卫生组织建议适龄女性均应尽早接种HPV疫苗，以有效预防子宫颈癌及相关疾病的发生。

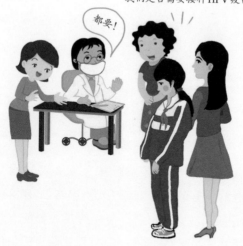

我们是否需要接种HPV疫苗？

都要！

接种 HPV 疫苗有年龄限制吗

世界卫生组织推荐接种 HPV 疫苗的首要目标群体是 9～14 岁未发生过性行为的女孩，次要推荐人群为男性和大于 15 岁的女性。由于性接触是 HPV 感染的重要传播途径，建议 HPV 疫苗的最佳接种时期为开始性生活之前。随着年龄增长，暴露于 HPV 的风险升高，特别是性生活开始后暴露于 HPV 的风险更为显著，因此建议尽早接种 HPV 疫苗。

我国已获批上市的疫苗接种年龄范围：双价 HPV 疫苗为 9～45 岁，四价 HPV 疫苗为 20～45 岁，九价 HPV 疫苗为 16～26 岁。此外，我国 45 岁以上的女性未被纳入疫苗接种范围，可以通过定期子宫颈癌筛查来有效预防和监测。

为什么 HPV 疫苗越早接种越好

HPV 感染在人群中十分普遍，大约 80% 的女性一生中的某个阶段会感染 HPV。但是从 HPV 感染到发生子宫颈癌，往往需要数年时间。在此之前，若能有效预防 HPV 感染，即可避免向癌变发展。

性接触传播是 HPV 传播的主要途径以之一，尚未发生性行为（即未暴露 HPV 感染危险）的年轻女孩为 HPV 疫苗首要接种人群。2017年世界卫生组织立场文件指出，9～14岁只需要接种2剂次HPV疫苗，便可获得甚至不劣于成人接种3剂次的免疫保护。因此，从疫苗预防效果及投入的性价比来看，越早接种越好。

随着年龄增长，暴露于HPV的风险将升高。对已有性生活的女性也应尽早接种HPV疫苗，以及时获得保护作用。

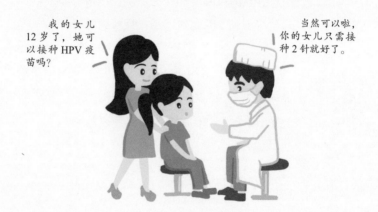

接种后常见不良反应有哪些

HPV疫苗与大多数疫苗相同，接种后可能出现一定程度的不良反应。我国女性常见的局部反应主要为疼痛、硬结、红斑、肿胀、瘙痒等，最常见的全身反应是发热、头痛（其他详见说明书）。无论局部反应还是全身反应，多为轻至中度，短期内可自行缓解，但并不排除存在过敏反应或其他不适。为确保安全，在接种疫苗后30分钟内，接种者应接受医护人员的观察，无不良反应方可离开。

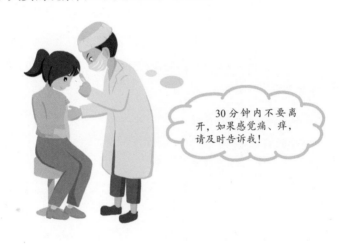

30分钟内不要离开，如果感觉痛、痒，请及时告诉我！

妊娠期女性可以接种吗？接种过程中怀孕了怎么办

美国妇产科医师学会（ACOG）不推荐妊娠期女性接种HPV疫苗。美国疾控中心指出，若不小心在怀孕期间进行了HPV疫苗接种，无须终止妊娠，待妊娠结束后继续完成剩余剂次的接种即可。美国免疫接种咨询委员会（ACIP）在对妊娠期疫苗的接种意见中提出，HPV疫苗接种前无须进行早孕检查，如女性开始接种HPV疫苗后发现怀孕，剩余的疫苗接种可延迟至产后；如果在妊娠期间接种了疫苗，并不需要进行干预。

我国批准上市的HPV疫苗说明书指出，妊娠期间应避免接种HPV疫苗，若女性已经或准备妊娠，建议推迟或中断接种，待妊娠期结束后再进行接种。

哺乳期女性可接种 HPV 疫苗吗

目前关于哺乳妇女接种HPV疫苗的安全性数据有限，在哺乳期接种应谨慎。

我国已上市的HPV疫苗说明书均指出，由于许多药物可经母乳分泌，哺乳期妇女应慎用。

男性可以接种 HPV 疫苗吗

目前，我国已获批的几种HPV疫苗仅限于女性接种，均不能应用于男性。

HPV病毒可通过性接触传播，男性接种HPV疫苗能够保护性伴侣免受感染。更为重要的是，男性接种HPV疫苗能够预防肛门癌、阴茎癌、生殖器疣（尖锐湿疣）等疾病的发生。因此，许多国家和地区（如美国、澳大利亚和欧盟）已对9~26岁男性开展HPV疫苗接种覆盖。如果资源允许，男性也应该接种HPV疫苗，以避免HPV感染给自身或伴侣带来的疾病危害。

既往筛查显示HPV 阳性，可以接种疫苗吗

既往筛查显示HPV阳性是可以接种HPV疫苗的。

大多数HPV感染呈一过性，会在一段时间内被清除，但人体内产生的抗体水平很低，并不足以抵御病毒的下次攻击，很可能会发生再次感染。

对于HPV检查呈阳性（即正在感染或持续感染HPV）的女性，接种HPV疫苗也会产生不同程度的预防效果。美国疾控中心发布的《HPV疫苗相关信息：临床医生版》指出，HPV疫苗是多价疫苗，即使已经感染了某种型别的HPV，接种HPV疫苗仍能够获得其他型别的保护作用。如果感染的HPV型别并不属于疫苗覆盖型别，接种后也可获得保护效果。

国外的临床数据分析显示，对于HPV阳性转阴后，接种疫苗对女性后续的新发HPV感染有一定程度的保护作用。

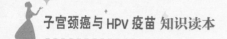

曾经有过子宫颈病变，但已治愈，还可以接种吗

曾经有过子宫颈病变，但已治愈，是可以接种HPV疫苗的。

子宫颈癌前病变的患者，在手术切除后，接种疫苗也可以降低术后病变的复发或再次新发病变的风险。

2019年欧洲妇科肿瘤学会（ESGO）和欧洲阴道镜联盟（EFC）指出，HPV感染或由此引发的子宫颈病变在治愈后，进行HPV疫苗接种可以减少疾病的复发率。

HPV 疫苗可以和其他疫苗一起接种吗

暂不推荐HPV疫苗和其他疫苗一起接种。

在我国HPV疫苗说明书中规定，由于国内尚未进行HPV疫苗与其他疫苗联合接种的临床试验，目前暂不推荐与其他疫苗同时接种。接种前三个月内避免使用免疫球蛋白或血液制品。

哪些情况不适合接种 HPV 疫苗

以下人群不适宜进行疫苗接种（具体请参考不同 HPV 疫苗的说明书）：

（1）对疫苗的活性成分或任何辅料成分有反应的人群或对疫苗任一成分过敏者不宜接种；既往在 HPV 疫苗接种后出现严重过敏反应者不宜接种。

（2）有血小板减少症或其他肌内注射禁忌证的凝血功能障碍者。

（3）妊娠期或哺乳期女性。

（4）身体不适，发热、感冒或发生急性疾病时，或是疾病正在进展的人。

接种 HPV 疫苗前需要进行 HPV 检测吗

由中华预防医学会妇女保健分会编写、人民卫生出版社 2017 年出版的《子宫颈癌综合防控指南》指出，无须在接种前进行 HPV 检测。

2017 年世界卫生组织立场文件指出，不推荐在接种疫苗前进行 HPV 检测，因为 HPV 感染或既往有 HPV 感染者也可从中受益。尤其强调，对于没有过性生活的年轻女性，不推荐进行HPV检测。

2017年美国妇产科医师学会也提出，不建议在接种疫苗前进行HPV DNA检测。

哪里可以接种HPV疫苗

目前，双价、四价、九价HPV疫苗均已在我国上市，如果有需要，可以前往居住地/工作地附近的社区卫生服务中心接种，具体可咨询当地医疗卫生部门。

双价、四价、九价HPV疫苗有何区别

HPV疫苗有双价、四价、九价三种，其中"价"代表了疫苗可预防的病毒种类：双价HPV疫苗可预防高危型HPV-16和HPV-18感染；四价疫苗在双价疫苗预防的基础上，增加了低危型HPV-6、HPV-11，与子宫颈癌无关，但会引起生殖器疣（其保护效果国内临床试验尚未证实）；九价HPV疫苗在四价的基础上又增加了5种高危型（HPV-31、HPV-33、HPV-45、HPV-52、HPV-58）。

不同类型的HPV疫苗适用于不同的年龄范围：双价HPV疫苗使用年龄为9～45岁，四价HPV疫苗使用年龄为

20～45岁，九价HPV疫苗使用年龄为16～26岁。

在我国，约84.5%的子宫颈鳞癌都与HPV-16、HPV-18持续感染有关。已上市的双价、四价、九价HPV疫苗均不能提供100%的高危型保护，但都覆盖了HPV-16、HPV-18，这两个型别是我国乃至全球最常见的子宫颈癌致病型，可基本满足适龄女性子宫颈癌的预防需求。

世界卫生组织指出，三种疫苗均能有效预防子宫颈癌，应尽早接种。在我国，适龄女性应根据自身的年龄、经济情况，在医生的指导下选择合适的疫苗。

HPV 疫苗是不是价数越多越好

2017年世界卫生组织立场文件指出，从公共卫生学角度来看，双价、四价和九价HPV疫苗在免疫原性、预防HPV-16、HPV-18相关子宫颈癌的效力和效果方面无差别。因此，不能简单地认为价数越多越好，而是尽早接种更重要。

已接种了双价或四价 HPV 疫苗，可以改打九价 HPV 疫苗吗

世界卫生组织建议尽量接种同一种HPV疫苗。

美国免疫接种咨询委员会指出，完成双价和四价 HPV 疫苗接种后，不常规推荐再进行九价 HPV 疫苗的接种。目前我国已获批的 HPV 疫苗说明书中均指出尚不支持与其他 HPV 疫苗互换使用。

HPV 疫苗的有效保护年限多长？
需要补种吗

依据 2017 年世界卫生组织立场文件，双价、四价 HPV 疫苗的免疫保护期长达 9 年以上，九价 HPV 疫苗可达 5 年以上。

接种 HPV 疫苗后免疫保护究竟能持续多少年，目前尚不完全清楚。原因是 HPV 疫苗在全球的使用至今仅有 13 年，疫苗的保护效果还有待观察。采用数学统计模型预测疫苗的保护作用可长达 50 年。对于最终 HPV 疫苗接种后可以保护多少年，有待继续观察总结，由时间得出更有意义的结论。

接种 HPV 疫苗就不会得子宫颈癌了吗

HPV 疫苗是全球第一种用于预防癌症的疫苗，可对疫苗所包含的 HPV 型别提供预防作用，但不具有治疗效果。HPV 疫苗对既往未感染或既往感染 HPV 但现在已清除的人群还是能起到保护作用。

接种了疫苗，仍有可能因感染疫苗未覆盖的其他高危型 HPV 而发展为子宫颈癌。即使接种了九价 HPV 疫苗，仍有约 10% 的子宫颈癌可由其他高危型 HPV 感染所致。此外，有研究表明，6%～10% 的子宫颈鳞癌和 20% 以上的子宫颈腺癌 HPV 检测结果为阴性，提示我们这些癌变可能与 HPV 感染无关。

在子宫颈发生癌变的过程中，高危型 HPV 感染是最主要的危险因素，还存在其他危险因素协同作用促使 HPV 感染持续存在并进展为子宫颈癌。

故世界卫生组织建议，即便接种了疫苗，女性仍需要定期进行子宫颈筛查，对子宫颈病变进行及时的监测或治疗。

HPV 疫苗可以治疗子宫颈病变吗

HPV 疫苗不可以治疗子宫颈病变。

目前市场上的 HPV 疫苗均属于预防性疫苗，从作用来讲，接种 HPV 疫苗对接种前已经感染的 HPV 没有清除作用，对接种前已发生的癌前病变和癌症也没有治疗作用，但能减少癌前病变的复发。HPV 疫苗在全球范围已广泛应用 10 多年，无论是双价、四价、九价疫苗，均可预防 HPV 的持续感染，降低子宫颈癌的发生风险，从而实现子宫颈癌的免疫预防，但不适用于治疗已经发生的 HPV 相关病变，也不能防止病变的进展。

参考文献

[1] 谢幸，孔北华，段涛.妇产科学.9版[M].北京：人民卫生出版社，2018.

[2] Galen J E，Curtiss R. The delicate balance in genetically engineering live vaccines[J].Vaccine，2014，32（35）：4376-4385.

[3] Dochez C，Bogers J J，Verhelst R，et al. HPV vaccines to prevent cervical cancer and genital warts：an update[J].Vaccine，2014，32：1595-1601.

[4] Bray F，Ferlay J，Soerjomataram I，et al. Global Cancer Statistics 2018：GLOBOCAN estimates of incidence and mortality worldwide for 36 cancers in 185 countries[J].A Cancer Journal for Clinicians，2018，68：394-424.

[5] Drolet M，Bénard E，Pérez N，et al. Population-level impact and herd effects following the introduction of human papillomavirus vaccination

programmes：updated systematic review and meta-analysis［J］. The Lancet, 2019, 394（10197）：497-509.

［6］Di J L, Rutherford S, Chu C, et al. Review of the cervical cancer burden and population-based cervical cancer screening in China［J］. Asian Pacific Journal of Cancer Prevention, 2015, 16：7401-7407.

［7］陈万青，郑荣寿，曾红梅，等.2011年中国恶性肿瘤发病和死亡分析［J］.中国肿瘤, 2015, 24（1）: 1-10.

［8］陈万青.2012年中国恶性肿瘤发病和死亡分析［J］.中国肿瘤, 2016, 25（01）: 1-8.

［9］陈万青，郑荣寿，张思维，等.2013年中国恶性肿瘤发病和死亡分析［J］.中国肿瘤, 2017, 26（1）: 1-7.

［10］陈万青，孙可欣，郑荣寿，等.2014年中国分地区恶性肿瘤发病和死亡分析［J］.中国肿瘤, 2018, 27（1）: 1-14.

［11］Bruni L, Albero G, Serrano B, et al. Human

papillomavirus and related diseases in China［R］. Barcelona：ICO / IARC Information Centre on HPV and Cancer, 2019.

［12］Levin C E, Sharma M, Olson Z, et al. An extended cost-effectiveness analysis of publicly financed HPV vaccination to prevent cervical cancer in China［J］. Vaccine, 2015, 33: 2830-2841.

［13］Schiffman M, Castle P E, Jeronimo J, et al. Human papillomavirus and cervical cancer［J］. Lancet, 2007, 370: 890-907.

［14］Zhao F H, Lewkowitz A K, Hu S Y, et al. Prevalence of human papillomavirus and cervical intraepithelial neoplasia in China：a pooled analysis of 17 population-based studies［J］. International Journal of Cancer, 2012, 131: 2929-2938.

［15］Chen W, Zhang X, Molijn A, et al. Human papillomavirus type-distribution in cervical cancer in China：the importance of HPV 16 and 18［J］. Cancer Causes Control, 2009, 20: 1705-1713.

子宫颈癌与 HPV 疫苗 知识读本

[16] Qiao Y L, Wu T, Li R C, et al. Efficacy, safety, and immunogenicity of an *Escherichia coli*-produced bivalent human papillomavirus vaccine: An interim analysis of a randomized clinical trial [J]. Journal of the National Cancer Institute, 2020, 112 (2): 145-153.

[17] 张婧, 陶霞. HPV 疫苗研究进展及认知度、接受度现状 [J]. 中国妇产科临床杂志, 2017, 18 (1): 84-86.

[18] 乔友林, 赵宇倩. 宫颈癌的流行病学现状和预防 [J]. 中华妇幼临床医学杂志, 2015, 11 (2): 1-6.

[19] 胡尚英, 郑荣寿, 赵方辉, 等. 1989 至 2008 年中国女性子宫颈癌发病和死亡趋势分析 [J]. 中国医学科学院学报, 2014, 36 (2): 119-125.

[20] Zhao F H, Tiggelaar S M, S Y, et al. A multi-center survey of age of sexual debut and sexual behavior in Chinese women: suggestions for optimal age of human papillomavirus vaccination in China [J]. Cancer Epidemiol, 2012, 36 (4):

384-390.

[21] Collins S, Mazloomzadeh S, Winter H, et al. High incidence of cervical human papillomavirus infection in women during their first sexual relationship[J]. BJOG: An International Journal of Obstetrics & Gynaecology, 2002, 109: 96-98.

[22] Forman D, Catherine D M, Charles J L, et al. Global burden of human papillomavirus and related diseases[J]. Vaccine, 2012, 30 (5): 12-23.

[23] Centers for Disease Control and Prevention (CDC). Human papillomavirus[M]//Hamborsky J, Kroger A, Wolfe C. Epidemiology and prevention of vaccine-preventable diseases. 13th ed. Washington DC: Public Health Foundation, 2015.

[24] 中华预防医学会妇女保健分会. 子宫颈癌综合防控指南[M]. 北京: 人民卫生出版社, 2017.

[25] Chen W Q, Sun K X, Zheng R S, et al. Cancer incidence and mortality in China, 2014[J]. Chinese Journal of Cancer Research, 2018, 30 (1): 1-12.

［26］Wu E Q, Liu B, Cui J F, et al. Prevalence of type-specific human papillomavirus and pap results in Chinese women：a multi-center, population-based cross-sectional study［J］. Cancer Causes & Control, 2013, 24（4）：795-803.

［27］Cai H B, Liu X M, Huang Y, et al. Trends in cervical cancer in young women in Hubei, China［J］. International Journal of Gynecological Cancer, 2010, 20（7）：1240-1243.

［28］魏丽惠, 乔友林. 预防子宫颈癌百问百答［M］. 北京：人民卫生出版社, 2018.

［29］胡尚英, 乔友林. 2017 年 WHO HPV 疫苗立场文件的解读［J］. 中华预防医学杂志, 2018（5）：464-468.

［30］World Health Organization. WHO Guidance Note—Comprehensive cervical cancer prevention and control：a healthier future for girls and women[M]. Geneva：WHO Press, 2019.

［31］赵昀, 魏丽惠. CSCCP 关于中国宫颈癌筛查及异常管理相关问题专家共识解读［J］. 实用妇产科

杂志, 2018, 34 (2): 101-104.

[32] 国家食品药品监督管理局. 九价HPV疫苗上市了, 二价和四价HPV疫苗还有用吗? [EB/OL]. [2019-07-05]. http://www.nmpa.gov.cn/WS04/CL2056/338826.html.

[33] Zhao F H, Forman M R, Belinson J, et al. Risk factors for HPV infection and cervical cancer among unscreened women in a high-risk rural area of China[J]. International journal of cancer, 2006, 118 (2): 442-448.

[34] Hu Y M, Guo M, Li C G, et al. Immunogenicity noninferiority study of 2 doses and 3 doses of an Escherichia coli-produced HPV bivalent vaccine in girls vs. 3 doses in young women[J]. Science China—Life Sciences, 2019: 1-10.

[35] 中华预防医学会疫苗与免疫分会. 子宫颈癌等人乳头瘤病毒相关疾病免疫预防专家共识[J]. 中华预防医学杂志, 2019 (8): 761-804.

[36] Sanjose S, Delany-Moretlwe S. HPV vaccines can be the hallmark of cancer prevention[J]. The

Lancet, 2019, 394（10197）：450-451.

［37］Drolet M，Bénard É，Pérez N，et al. Population-level impact and herd effects following the introduction of human papillomavirus vaccination programmes：a systematic review and meta-analysis［J］. The Lancet Infectious Diseases, 2019, 15（5）：565-580.

［38］Joura E A，Kyrgiou M，Bosch F X，et al. Human papillomavirus vaccination：The ESGO-EFC position paper of the European society of Gynaecologic Oncology and the European Federation for colposcopy［J］. European Journal of Cancer, 2019, 116：21-26.

［39］Plummer M，de Martel C，Vignat J，et al. Global burden of cancers attributable to infections in 2012：a synthetic analysis. The Lancet Global Health, 2016, 4（9）：609-616.